EXPÉRIENCES

RELATIVES AUX EFFETS

DE

L'INHALATION DE L'ÉTHER

SULFURIQUE

SUR

LE SYSTÈME NERVEUX,

PAR

F.-A. LONGET,

Professeur d'anatomie et de physiologie, Chirurgien de la première succursale de la Maison Royale de Saint-Denis, membre de l'Académie royale de médecine, de la société Philomatique de Paris, lauréat de l'Institut de France (Académie des Sciences), correspondant de l'Académie des sciences de Turin, de la société impériale de médecine de Vienne, de la société Royale des sciences de Liége, de l'Institut de Bologne, etc.

(Mémoire lu à l'Académie Royale de Médecine.)

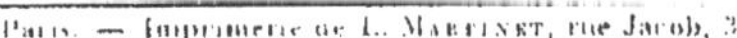

PARIS.

VICTOR MASSON,

LIBRAIRE DES SOCIÉTÉS SAVANTES PRÈS LE MINISTÈRE DE L'INSTRUCTION PUBLIQUE,

PLACE DE L'ÉCOLE-DE-MÉDECINE.

FÉVRIER 1847.

Paris. — Imprimerie de L. Martinet, rue Jacob, 30.

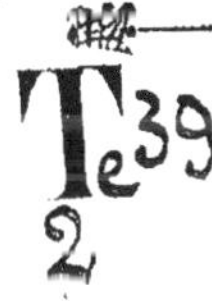

INHALATION DE L'ÉTHER.

EXPÉRIENCES

RELATIVES AUX EFFETS

DE

L'INHALATION DE L'ÉTHER

SULFURIQUE

SUR

LE SYSTÈME NERVEUX,

PAR

F.-A. LONGET,

Professeur d'anatomie et de physiologie, Chirurgien de la première succursale de la Maison Royale de Saint-Denis, membre de l'Académie royale de médecine, de la société Philomatique de Paris, lauréat de l'Institut de France (Académie des Sciences), correspondant de l'Académie des sciences de Turin, de la société impériale de médecine de Vienne, de la société Royale des sciences de Liége, de l'Institut de Bologne, etc.

(Mémoire lu à l'Académie Royale de Médecine.)

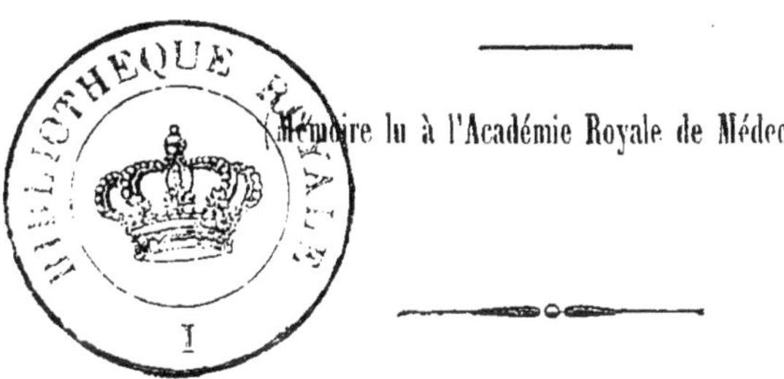

PARIS.

VICTOR MASSON,

LIBRAIRE DES SOCIÉTÉS SAVANTES PRÈS LE MINISTÈRE DE L'INSTRUCTION PUBLIQUE,

PLACE DE L'ÉCOLE-DE-MÉDECINE

FÉVRIER 1847.

EXPÉRIENCES RELATIVES

AUX EFFETS DE

L'INHALATION DE L'ÉTHER

SULFURIQUE

SUR

LE SYSTÈME NERVEUX [1].

Dans ce mémoire, relatif à la singulière action de la vapeur d'éther sur le système nerveux en général, je me propose d'établir quelques faits d'abord dans leur réalité purement expérimentale, je tâche ensuite d'apprécier leurs conditions d'existence et de variations, et parfois j'ose même en déterminer la théorie et la signification physiologique.

---

[1] Les expériences relatées dans ce Mémoire ont été faites sur des chiens, des lapins, des pigeons et des grenouilles.

Leurs principaux résultats ont été communiqués à l'Académie royale de médecine, DANS LA SÉANCE DU 9 FÉVRIER. (Voir les *Bullet. de l'Acad.*)

Parmi les phénomènes déjà connus et que j'ai vérifiés autant qu'il a été en mon pouvoir de le faire, soit sur moi-même, soit sur les autres, il en est qui ont acquis un assez haut degré de précision et de certitude pour que désormais on les considère comme irrévocablement établis, et pour qu'on se permette, par conséquent, de s'en servir comme de guides dans les expériences à tenter sur les animaux.

I. — Et d'abord, j'ai voulu savoir si, chez les animaux soumis à l'inhalation de l'éther, il y avait seulement concentration, pour ainsi dire, de la sensibilité de la périphérie dans les centres du système nerveux, ou bien si les parties de l'axe cérébro-spinal, sensibles à nos moyens ordinaires d'excitation, perdaient leur propriété sensitive comme les cordons nerveux eux-mêmes.

Un fait expérimental, que je crois devoir rappeler, me portait à supposer que la sensibilité pouvait bien n'être éteinte que dans le système nerveux périphérique. Ce fait, le voici : Si le principe incitateur du mouvement, chez un animal récemment tué, disparaît et se retire de l'encéphale d'abord, de la moelle épinière ensuite, puis des cordons nerveux moteurs, en allant de leurs extrémités centrales à leurs extrémités musculaires, c'est-à-dire en suivant une marché centrifuge ; au contraire, le principe du sentiment, dans l'appareil nerveux sensitif d'un animal qui est près de mourir, se perd en suivant une marche centripète vers l'encéphale. En d'autres termes, la sensibilité disparaît d'abord dans les ramuscules sensitifs terminaux, puis dans les rameaux, les troncs nerveux, dans les racines spinales postérieures (*lombaires, dorsales, cervicales*), et, de proche en proche, dans les faisceaux postérieurs de la moelle (*lombaire, dorsale, cervicale*), selon une direction ascendante vers les centres encéphaliques. Aussi, il arrive bientôt un moment où l'expérimentateur ne peut plus constater des traces de sensibilité ailleurs que dans certaines parties déterminées de l'encéphale.

La connaissance de ces résultats, que mes propres expériences avaient révélée antérieurement (1), m'autorisait donc, je le répète, à supposer que, dans l'ébriété spéciale déterminée par l'éther, les parties ordinairement sensibles de l'axe cérébro-spinal pourraient l'être encore, quand bien même les cordons nerveux offriraient une insensibilité absolue. Or, l'expérience est venue déposer contre ma prévision ; car cette insensibilité absolue se rencontre *aussi bien dans toutes les parties centrales que dans toutes les parties périphériques du système nerveux.*

A l'état normal, sont sensibles : *dans le système nerveux cen-*

---

(1) Valli (*Lettres sur l'électricité animale*, 1792) avait seulement reconnu que « *la vie des nerfs musculaires est plus persistante à leur terminaison qu'à leur origine,* » et c'est à ce médecin de Pise qu'est due l'observation que, quand une portion de nerf moteur est devenue inexcitable par le passage du courant électrique, il suffit de diriger ce même courant sur une autre portion du nerf, plus rapprochée de ses ramuscules terminaux ou musculaires, pour obtenir encore des contractions.

tral, les portions postérieures de la protubérance et du bulbe, les tubercules quadrijumeaux à une profondeur déterminée, les f aisceaux postérieurs de la moelle épinière ; *dans le système nerveux périphérique*, les portions ganglionnaires des nerfs trijumeau, glosso-pharyngien et pneumo-gastrique, les racines postérieures des nerfs spinaux. Telles sont aussi, par conséquent, les diverses parties de l'appareil nerveux sensitif sur lesquelles ont dû porter nos expériences successives pour motiver la précédente assertion.

De ce que, comme nous l'avons fait observer plus haut, le principe du sentiment, dans son extinction progressive, suit une marche centripète ou ascendante, il résulte évidemment que ce principe doit abandonner, en dernier lieu, les portions postérieures de la protubérance annulaire et du bulbe rachidien : à un moment donné des expériences, il les abandonne en effet, *et l'animal continue néanmoins à respirer et à vivre, de manière à pouvoir recouvrer plus tard toutes ses facultés.* Ce fait remarquable de la persistance de la respiration avec un bulbe rachidien frappé d'anesthésie (1) s'offre d'ailleurs au pathologiste dans d'autres occasions : c'est par le bulbe que doivent passer

---

(1) Au contraire, dans ses expériences, M. Flourens (*Séance du 22 février, Acad. des sc.*) a constaté la persistance de la sensibilité dans la moelle allongée : puisque nous nous sommes servis des mêmes animaux, cette différence de résultat dépend sans doute de ce qu'ils n'étaient point éthérisés au même degré.

les impressions pour être perçues, les ordres de la volonté pour
être exécutés ; et tous les jours, chez les agonisants et les apo-
plectiques, on a lieu d'observer que, ne fonctionnant déjà plus
comme organe de transmission, ni des impressions sensitives,
ni de l'action cérébrale sur les muscles volontaires, cependant
le bulbe continue d'agir comme premier moteur du mécanisme
respiratoire (1).

Qu'il me soit permis de rappeler quelques expériences que
j'ai déjà consignées ailleurs, et qui tendent à expliquer comment
le bulbe, quoique paralysé momentanément par l'inhalation de l'éther, d'abord comme organe sensible, puis comme
conducteur du principe des mouvements volontaires, a pu
continuer de fonctionner comme foyer central d'un autre ordre
de mouvements. Je suis parvenu à démontrer que l'organe
premier moteur du mécanisme respiratoire n'a pas son siége
dans *toute l'épaisseur* de la rondelle ou du segment de
bulbe, commençant avec l'origine même de la huitième paire,
et finissant un peu au-dessous ; en effet, j'ai pu diviser, dé-
truire à ce niveau les pyramides et les corps restiformes, et
voir la respiration persister ; au contraire, la *destruction isolée*

---

(1) M. Flourens nomme *premier moteur* du mécanisme respiratoire,
« le *point* qui se trouve à l'origine même de la huitième paire, qui
» commence avec elle et s'étend un peu au-dessous. » L'ancienne loca-
lisation de Legallois était moins précise.

Nos propres expériences, à ce sujet, nous ont conduit à des résultats
nouveaux qui sont mentionnés plus bas.

du faisceau intermédiaire du bulbe, au même niveau, a *produit la suspension instantanée de la respiration*. A cette occasion, je ferai remarquer que les corps restiformes et pyramidaux sont exclusivement formés de fibres blanches, remplissant le simple rôle de conducteur des impressions et des ordres de la volonté, tandis que le faisceau intermédiaire (j'appelle ainsi celui qui est situé entre les corps pyramidal et restiforme) est seul pénétré d'une quantité considérable de substance grise, riche en vaisseaux artériels, et apte à représenter au centre du bulbe rachidien un foyer spécial d'innervation. C'est donc l'intégrité fonctionnelle de ce foyer spécial qui est seule nécessaire, chez les animaux éthérisés, à l'entretien de leurs mouvements respiratoires ; tandis que les fonctions des parties qui l'avoisinent (*pyramides, corps restiformes*) peuvent être suspendues sans danger immédiat pour la vie. On verra même plus loin que l'action dite *réflexe ou excito-motrice* du bulbe, action qu'on doit également faire dépendre de la substance grise de son faisceau intermédiaire, est aussi momentanément abolie.

On sait que, même chez un animal qui est près de mourir, on peut encore, en galvanisant son nerf optique, faire naître une sensation lumineuse qui se traduit par des mouvements dans les ouvertures pupillaires. Dans le cas spécial qui nous occupe, cette réaction ne se manifeste plus.

Chez les animaux soumis pendant un temps suffisant à la vapeur enivrante de l'éther, les propriétés et les fonctions de l'*appareil nerveux sensitif tout entier* (sans excepter même celles des cordons postérieurs du bulbe) sont donc momentanément annulées , ou du moins ne se traduisent aux sens de l'observateur par aucun signe appréciable , comme si la vie avait réellement abandonné cet appareil.

II. — Je crois devoir ajouter ici, qu'après avoir soumis des animaux (*chiens, lapins, pigeons*) à l'action comparative de l'alcool et de l'éther, je n'ai jamais pu produire, par l'ébriété alcoolique, l'engourdissement complet de la sensibilité, surtout de celle des centres nerveux, quoique, le plus souvent, la dose d'alcool respiré à l'état de vapeur, ou ingéré dans l'estomac, eût été assez considérable pour entraîner la mort. Aussi, tout en admettant des analogies entre l'ivresse alcoolique et les phénomènes de l'éthérisation , on ne saurait se refuser à reconnaître que l'influence de l'éther sur *l'appareil nerveux sensitif* ne soit bien autrement directe et stupéfiante que celle de l'alcool.

III. — Quant à *l'appareil nerveux moteur* (1), quoique en général ébranlé et amoindri dans son action, comme le démontre le relâchement assez fréquent des muscles chez l'homme, pourtant il continue de réagir, chez les animaux, à l'aide des irrita-

---

(1) Cet appareil se compose *des cordons latéro-antérieurs de la moelle,* prolongés dans le bulbe, la protubérance, les tubercules quadrijumeaux ou bijumeaux , etc., c'est-à-dire dans les divers foyers centraux de l'innervation ; *des trente et une racines spinales antérieures, et des sept nerfs moteurs crâniens.*

tions électriques; et même la relation, qui existe normalement entre le sens du courant électrique et les contractions musculaires dues à ce courant, persiste; c'est-à-dire que, comme je l'ai démontré de concert avec mon ami le professeur Matteucci (1), les parties nerveuses exclusivement motrices (*faisceaux antérieurs de la moelle et racines spinales antérieures*) continuent d'exciter les contractions musculaires seulement au commencement du courant inverse et à l'interruption du courant direct, tandis que les nerfs mixtes (*nerfs des membres*, etc.), dont l'action est à la fois centrifuge et centripète, ne les font apparaître qu'au commencement du courant direct et à l'interruption du courant inverse (2).

Loin que l'excitabilité des faisceaux antérieurs de la moelle, des racines spinales antérieures et des nerfs moteurs crâniens,

----

(1) Sur la relation qui existe entre le sens du courant électrique et les contractions musculaires dues à ce courant; par C. MATTEUCCI et A. LONGET. Dans *Annales médico-psychologiques*, novembre 1844, et *Ann. de chim. et de phys.*, même année.

(2) M. Flourens assure que, dans ses expériences, il a constaté la perte du principe du mouvement, l'*immotricité* dans la région antérieure de la moelle et dans les racines spinales antérieures. M. Flourens s'est servi des irritants mécaniques, d'où la différence dans nos résultats.

Si j'ai préféré faire usage du courant électrique, c'est qu'entre tous les agents irritants il est celui qui réveille l'excitabilité nerveuse avec le plus d'énergie et le plus longtemps, puisqu'il est le seul qui puisse encore la rendre manifeste, quand déjà tous les autres stimulants connus sont sans la moindre action sur elle.

cesse de pouvoir être mise en jeu, par le courant électrique, durant la vie des animaux éthérisés, elle se manifeste encore par des contractions musculaires même chez ceux qui sont morts à la suite d'une éthérisation trop prolongée, comme nous l'avons reconnu dans des expériences maintes fois réitérées.

Toutefois, à l'aide du courant électrique, on constate après la mort, que l'irritabilité des muscles et l'excitabilité des nerfs de mouvement durent moins chez les animaux tués par l'éther que chez ceux qui ont succombé à une autre cause de mort, à la section de bulbe par exemple.

L'animal éthérisé a donc seulement perdu temporairement, à cause des modifications profondes mais passagères de son encéphale, la faculté de pouvoir exécuter des mouvements *spontanés ;* mais on ne saurait avancer que le principe incitateur du mouvement, ou la *force nerveuse motrice* proprement dite, eût momentanément et complétement disparu d'une portion quelconque de son appareil nerveux moteur, puisque cette force (après un laps de temps déterminé, dût-elle ne plus s'y manifester sous l'influence des stimulants mécaniques ou chimiques), ne manque jamais de s'y révéler, au moins pendant la vie, par les contractions musculaires qu'elle provoque nécessairement sous l'influence de la stimulation électrique appliquée à l'organe nerveux lui-même.

Au contraire, ce dernier mode de stimulation, employé avec une assez grande énergie, a, comme tous les autres, constamment échoué entre nos mains pour nous révéler, par la douleur, l'existence du principe du sentiment dans un point quelconque de l'appareil nerveux sensitif des animaux éthérisés à un degré convenable ; d'où il semble résulter que l'action de l'éther est bien autrement subversive des fonctions dévolues à ce dernier appareil, que de celles qui appartiennent au système nerveux moteur.

D'ailleurs, l'occasion ne s'offre-t-elle pas chaque jour de constater que les fonctions de l'un persistent plus longtemps, meurent moins vite, pour ainsi dire, que les fonctions de l'autre ? Voyez cet animal que la mort vient de frapper : chez lui, plus de principe du sentiment, plus de mouvements volontaires possibles, et pourtant le principe du mouvement (*principe actif des nerfs*, *force nerveuse motrice*) n'a encore abandonné ni la région antérieure de sa moelle, ni ses racines spinales antérieures, etc.; aucune partie de son appareil nerveux moteur n'est atteinte d'*immotricité* ; toutes conservent l'aptitude à exciter des contractions musculaires sous l'influence d'irritations artificielles et immédiates, et ne la perdent qu'avec le froid de la mort.

Si donc, chez l'animal éthérisé, qui pourtant vit et respire, cette aptitude eût réellement disparu, c'eût été plus que ce qu'on voit sur le cadavre lui-même.

Ajouterai-je enfin que, chez les animaux qui viennent de mourir par l'acide carbonique, le chlore, par l'acide hydrocyanique lui-même, etc., chez ceux qu'on vient de tuer par les décharges réitérées d'une grande batterie, le système nerveux moteur, après pareilles perturbations, n'est pas encore tombé dans l'immotricité absolue?

IV. Tout nerf mixte (sciatique, etc.) découvert dans une partie de son trajet, soumis à l'action d'un jet de vapeur d'éther sulfurique ou à celle du même éther liquide, et devenu insensible dans le point éthérisé et dans tous ceux qui sont au-dessous, peut néanmoins demeurer excitable dans ces mêmes points, c'est-à-dire à l'aide d'irritations artificielles directes, continuer d'éveiller la contraction des muscles auxquels il se distribue : j'ajouterai, qu'à certaines conditions, il peut même conserver en partie sa faculté motrice volontaire.

Toutes les variations dans les phénomènes dépendent ici de la durée du contact de l'éther avec le tissu nerveux, contact qui, d'ailleurs, ne semble aucunement douloureux, et se borne à exciter parfois localement de légères secousses convulsives.

Dans un premier degré de cette éthérisation directe, qui apparaît au bout d'une minute et demie environ, chez les chiens et les lapins, le cordon nerveux (sciatique), quoique absolument insensible dans les points indiqués, a encore le pouvoir de faire contracter *volontairement* les muscles qu'il anime. En effet, le passage réitéré et saccadé d'un courant électrique *inverse*, avec le soin que les extrémités des réophores ne touchent le nerf qu'au niveau et au-dessous du point éthérisé, ne provoque plus la moindre douleur ; mais ce passage vient-il à s'établir au-dessus, l'animal, tout à l'heure impassible, témoigne aussitôt sa souffrance, et les muscles de la jambe qu'animent les sciatiques poplités interne et externe ayant été découverts à l'avance, il devient facile de constater que ces muscles participent encore à la contraction volontaire générale (1).

Dans un second degré, qui se manifeste après une éthérisation immédiate un peu plus prolongée (3 ou 4 minutes), le nerf mixte perd le pouvoir qu'il avait encore dans le premier ; il est toujours insensible, mais de plus entièrement dépossédé de sa faculté motrice volontaire. Son excitabilité seule lui reste ; propriété qui est due à la persistance du principe du mouvement dans le nerf, et qui permet encore à celui-ci de traduire, par des contractions musculaires, les irritations artificielles dirigées sur son propre tissu, quand déjà la volonté n'exerce plus son empire. Mais il importe de dire que, cette excitabilité, le nerf la conserve encore, qu'il soit lui-même galvaniquement irrité *au-dessus*, *au niveau*, *au-dessous* de la portion soumise à l'action directe de l'éther ; en d'autres termes, quoique insensible

---

(1) Ce mode de vérification (à l'aide du courant électrique) de l'état de la sensibilité dans un tronc nerveux éthérisé, surtout quand on veut reconnaître aussi où en est son pouvoir moteur, m'a paru de beaucoup préférable à celui qui consiste à piquer ce tronc, à l'étreindre entre les mors d'une pince et par conséquent à le désorganiser.

il demeure donc excitable dans tous les points de son trajet. La même chose n'a pas lieu plus tard.

Dans un troisième degré, qu'on peut observer après douze à quinze minutes de contact de l'éther avec le nerf, plus de sensibilité, plus de mouvements spontanés dans les muscles comme dans le degré précédent; mais aussi aucune preuve d'excitabilité de la part du nerf, quand j'y fais passer un courant direct ou inverse *au-dessus du point éthérisé*. Ce point est donc comme s'il avait été contus ou ligaturé, puisqu'il empêche aussi bien qu'une contusion ou une ligature la transmission de la force nerveuse motrice. Toutefois, il n'en reste pas moins conducteur de l'électricité elle-même; car si j'applique l'extrémité d'un réophore au-dessus, et l'extrémité de l'autre à quelque distance au-dessous du point éthérisé, le courant le traverse, et aussitôt apparaissent des contractions musculaires dues au principe du mouvement émané de la portion de nerf, qui, comprise entre l'endroit éthérisé et le point touché par le réophore inférieur, a été stimulée par le courant dont elle-même a fait partie.

Qu'on n'aille pas croire qu'en prolongeant l'immersion dans l'éther, durant quelques instants ou même quelques heures de plus, on parviendrait à faire disparaître le principe du mouvement de la portion du nerf, située au-dessous du point qu'on immerge, et à la rendre ainsi inexcitable. Des expériences consignées dans un autre de nos mémoires (1) ont démontré que le

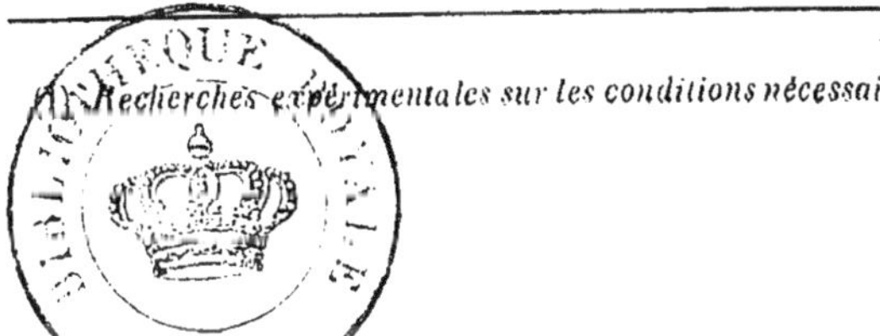

(1) *Recherches expérimentales sur les conditions nécessaires à l'entretien*

bout périphérique d'un nerf, alors même que celui-ci a été complétement séparé de l'axe cérébro-spinal, ne perd jamais son excitabilité ou sa force nerveuse motrice que vers le cinquième jour après cette séparation.

Ainsi, pas plus dans les cordons nerveux (au-dessous des parties directement éthérisées), que dans la région antérieure de la moelle et les racines spinales antérieures des animaux soumis à l'inhalation de l'éther, on ne constate, durant les expériences, la disparition du principe nerveux du mouvement ou de l'excitabilité.

Les précédentes expériences, relatives à l'éthérisation directe du tissu nerveux, peuvent être conduites de manière à produire tantôt des effets passagers, et tantôt des effets durables. Dans le premier degré, l'anesthésie peut ne pas durer au-delà de quelques instants; dans le deuxième, les facultés sensitive et motrice volontaire se rétablissent quelquefois en moins de douze heures, et quand ce rétablissement a lieu c'est la première qui reparaît d'abord; dans le troisième degré enfin, où le contact prolongé de l'éther a pu altérer la composition intime du tissu nerveux (1), il n'y a plus lieu d'attendre la restitu-

---

et à la manifestation de l'irritabilité musculaire, avec des applications à la pathologie, in-8°. Paris, 1841.

(1) C'est à l'anatomie microscopique surtout de nous éclairer sur l'espèce d'altération que l'éther liquide a fait subir à la matière nerveuse durant la vie. Déjà M. Serres a essayé de faire pressentir la nature de cette altération (*Séance du 8 février de l'Acad. des Sc.*). Il est porté à

tion lente de ces facultés que de la régénération de ce tissu lui-même (1).

V. On a reconnu à la strychnine et même aux préparations opiacées, la singulière propriété d'exagérer l'action excito-motrice ou *reflexe* de la moelle épinière et de la moelle allongée : j'ai constaté que l'éther agit d'une manière précisément inverse, et qu'il suspend, avec une grande rapidité, *cette action spinale propre* , en vertu de laquelle un animal, quoique décapité et dépourvu de son encéphale, peut encore accomplir certains mouvements quand on applique un excitant quelconque à ses téguments cutanés ou muqueux.

Ces sortes de mouvements ont, en effet, complétement disparu.

Le clignement lui-même, qui succède à la stimulation directe de la muqueuse oculaire et qui persiste si bien chez les animaux près de mourir, voire même quelques instants après leur mort, n'a plus lieu chez ceux qu'on a rendus insensibles par l'inha-

---

croire « que l'éther liquide agit sur le tissu nerveux, en dissolvant ou altérant les éléments de matière grasse qui entrent dans sa composition intime. »

(1) Il me paraît utile de déclarer que les effets relatés plus haut ne doivent pas *tous* être attribués à une action spéciale de l'éther sulfurique liquide sur le tissu nerveux; qu'au contraire, la plupart peuvent être reproduits à l'aide de ligatures plus ou moins serrées, du froid, de la chaleur, de l'opium, de l'alcool, des acides, des alcalis, et d'autres réactifs encore à des états variables de concentration.

lation de l'éther; les irritants les plus énergiques appliqués à la muqueuse pharyngienne, ne provoquent plus ni les mouvements de déglutition, ni l'occlusion concomitante de la glotte, etc. : il y a donc bien aussi suspension du *pouvoir reflexe* de la moelle allongée (protubérance annulaire et bulbe rachidien).

VI. J'ai pu également démontrer, après avoir pratiqué la section transverse de la moelle, à une hauteur convenable, que constamment *les fonctions des centres encéphaliques sont suspendues avant l'action spinale propre*, et qu'abolies les premières, elles se rétablissent aussi en premier lieu.

VII. Un fait assez curieux, et qui ne s'est révélé à mon observation qu'après bien des tâtonnements, c'est qu'on arrive, chez les animaux mis en expérience, à amoindrir ou même à neutraliser les fâcheux effets de l'éther sur la propriété excito-motrice de la moelle, par la strychnine, et ceux de la strychnine et des opiacés, par l'éther.

VIII. Qu'il me soit permis de signaler, en passant, une déduction pratique de l'abolition du *principe reflexe :* puisque les mouvements de déglutition pharyngienne et d'occlusion de la glotte sont entièrement sous la dépendance de l'*action reflexe* de la moelle allongée, et que l'éther enlève à cet organe sa faculté de *réfléchir* sur les nerfs moteurs du pharynx et de la glotte les irritations faites à leurs nerfs sensitifs, on ne peut qu'approuver les chirurgiens qui redoutent, chez les individus éthérisés, les opérations dans l'intérieur de la gorge et des fosses nasales à cause de l'écoulement *possible* du sang dans les voies aériennes : ils semblent donc avoir pressenti le trouble physiologique dont nos expériences démontrent la réalité.

Si déjà pareilles opérations, en petit nombre à la vérité, ont été pratiquées sans résultats fâcheux pour les malades, il n'y a rien là qui contredise ce qui précède, rien surtout qui puisse donner des motifs suffisants de sécurité dans l'avenir. Je m'explique :

Lorsque la quantité de sang qui s'écoule dans un pharynx devenu insensible et immobile, n'est pas considérable, on va concevoir que le danger signalé soit minime ou même n'existe réellement pas; car, dans l'appareil si complexe de la déglutition, l'épiglotte relevée continue de représenter, à la face antérieure d'un pharynx sans mouvement, une sorte d'éperon propre à détourner du vestibule sus-glottique les liquides *peu abondants,* en les divisant en deux colonnes et les dirigeant dans les deux rigoles latérales de la paroi postérieure du larynx : que si le sang vient à couler le long des parois postérieure ou latérales du pharynx, on conçoit encore qu'il évite l'ouverture supérieure des voies respiratoires. Mais, ce qui nous autorise à soutenir que le danger serait grand et redoutable dans une opération des fosses nasales ou du pharynx, pendant laquelle le sang s'échapperait avec abondance, le malade ne pouvant d'ailleurs être dans la position horizontale, c'est qu'il nous est fréquemment arrivé, dans nos expériences, d'asphyxier presque instantanément nos animaux rendus insensibles par l'inhalation de l'éther, en leur versant dans la gueule, et sans la moindre précipitation, la même quantité d'eau qui passait très bien chez les animaux de même espèce dont le pharynx réagissait normalement.

Sans doute, il y aurait donc aussi une grande témérité à vouloir faire déglutir une boisson assez abondante à l'homme qui est sous l'influence d'une éthérisation complète.

Ainsi, que ce soit du sang, de l'eau ou tout autre liquide, si celui-ci arrive avec abondance dans la bouche et le pharynx, l'épiglotte n'est plus qu'une digue inhabile à protéger les voies respiratoires contre la chute de ce liquide dans leur intérieur : pour la prévenir, il faudrait des mouvements complexes qui ne se produisent plus dans l'éthérisation, parce que la sensibilité, c'est-à-dire la cause qui les provoque et les régularise, est éteinte; il faudrait l'ascension du larynx en avant associée au déplacement de la base de la langue en arrière, d'où le renversement de l'épiglotte elle-même sur l'ouverture supérieure du larynx; il faudrait enfin l'occlusion *de la glotte*, ultime barrière que la nature oppose au passage des corps étrangers dans la trachée, quand déjà, par surprise, ils se sont introduits dans l'espace sus-glottidien (1).

Telles sont donc les raisons physiologiques qui, suivant nous, expliquent l'innocuité et le succès possible des précédentes opé-

----

(1) Voir notre mémoire intitulé : *Recherches expérimentales sur les agents de l'occlusion de la glotte, dans la déglutition, le vomissement et la rumination; sur les fonctions de l'épiglotte,* dans Archives générales de médecine, 1841.

rations ; mais tels sont aussi les motifs qui font pressentir que ces opératious pourraient donner lieu au plus grave péril.

IX. Les effets soporifiques ou enivrants de la vapeur d'éther ne sont pas, en général, tellement rapides qu'on ne puisse, par l'observation et les expériences, arriver à déterminer dans quel ordre successif se troublent les diverses parties du système nerveux central, pour contribuer à la production de l'ivresse éthérée, et par conséquent, rendre compte, au moins en partie, de la série graduée de phénomènes par laquelle passent les animaux avant d'arriver au summum de l'éthérisation compatible avec la vie. En général aussi, l'action de l'éther ne disparaît pas, chez eux, d'une manière si subite, et le retour à la connaissance et à la sensibilité ne se fait pas d'une manière si prompte que l'observateur ne découvre bientôt des phénomènes dignes de fixer son attention.

Et d'abord, il importe de savoir que, dans l'éther, l'expérimentateur possède un nouveau moyen d'analyse, qui (sans mutilation préalable , sans opération sanglante), employé avec discernement, lui permet d'*isoler le siége de la sensibilité générale du siége de l'intelligence et de la volonté.*

En effet, je suis parvenu par ce moyen à faire naître, à mon gré, chez les animaux (*chiens* et *lapins*), les deux périodes suivantes :

Dans l'une, l'animal engourdi ne pouvant déjà plus se soutenir sur ses membres, tombe sur le flanc et s'agite, s'assoupit, puis bientôt devenu étranger au monde extérieur, n'exécute aucun mouvement spontané, et demeure plongé dans un sommeil profond : toutefois il crie encore et s'agite de nouveau si je pince fortement une partie sensible de son corps , sans s'*éveiller* pour réagir d'une manière efficace et volontaire contre cette violence extérieure. Cette période est , pour nous, la *période d'éthérisation des lobes cérébraux*, et même des autres parties encéphaliques (1), excepté la protubérance annulaire et le bulbe rachidien.

Dans l'autre, les animaux ayant subi plus longtemps l'inhalation éthérée, ne crient plus, ne s'agitent plus, ne sentent plus, même quand on tiraille et qu'on dilacère les parties les plus sensibles de leur système nerveux. Cette période est celle *d'éthérisation de la protubérance annulaire*, dont les effets viennent s'adjoindre à ceux de la période précédente.

Mais , pour démontrer d'une manière directe que ces variations dans les phénomènes dépendent de ce que l'éthérisation influence successivement et bien réellement celles des portions encéphaliques désignées , il fallait pouvoir reproduire d'une manière comparative les effets de nos deux périodes , à l'aide de mutilations pratiquées sur l'encéphale d'animaux vivants.

Or, mutile-t-on la masse encéphalique des lapins ou des chiens *au point de ne laisser dans la cavité crânienne que la protubérance et le bulbe*, ces animaux, quoique paraissant

----

(1) Cervelet, tubercules quadrijumeaux, couches optiques et corps striés.

plongés dans un coma profond, pourront encore, sous l'influence de vives irritations extérieures, pousser des cris plaintifs, s'agiter violemment, *comme ceux qui n'ont subi que l'éthérisation des lobes cérébraux* : mais, vient-on à léser assez profondément la protubérance annulaire, immédiatement les cris, l'agitation qui succédaient à de violents pincements, cessent ; on n'a plus qu'un animal chez lequel la circulation, la respiration et les autres fonctions nutritives continuent momentanément de s'accomplir ; et cet animal, qui vient de perdre sa protubérance, c'est-à-dire *son centre perceptif des impressions tactiles*, doit donc, au point de vue physiologique, être comparé à cet autre qui a atteint la période d'*éthérisation de la protubérance* ou d'insensibilité absolue.

X. — Si, maintenant, je soumets à l'action des vapeurs éthérées l'un de ces animaux qui, de son encéphale, ne conserve que la protubérance et le bulbe, je pourrai engourdir complétement sa faculté de sentir, de sorte que non seulement ses cordons nerveux, mais encore sa protubérance elle-même, deviennent tout à fait insensibles. Puis, au bout d'un laps de temps assez court, cette faculté se rétablira et alors se révélera un fait intéressant d'observation :

La protubérance annulaire recouvrera son rôle de centre perceptif des impressions tactiles, *avant de redevenir elle-même organe sensible.* En effet, ce n'est qu'au bout d'un temps assez long, après que le pincement du sciatique fait déjà crier l'animal, que les excitants, appliqués directement sur la protubérance, vont à leur tour pouvoir occasionner de nouvelles douleurs, de nouveaux cris.

XI. — Si je ne m'abuse, ce qui précède (§ 9) peut éclairer ce qu'on observe dans le domaine de l'application pratique.

Pendant les opérations, certains malades poussent des cris violents, retirent brusquement leurs membres et présentent les signes ordinaires de la douleur ; puis, revenus à eux-mêmes, affirment ne pas savoir ce qu'on leur a fait, ne rien se rappeler et n'avoir éprouvé aucune impression douloureuse. Cela prouve-t-il qu'ils n'aient pas souffert ? je répondrai tout à l'heure à cette intéressante question. Pour l'instant, je me bornerai à dire que, selon moi, ils avaient subi seulement l'*é-thérisation des lobes cérébraux;* que, par conséquent, ils étaient dans un cas presque analogue à celui des précédents animaux dépourvus de leurs lobes, mais munis encore de leur protubérance ou centre perceptif des impressions doulou-reuses.

La *vraie période chirurgicale*, ou d'insensibilité absolue, doit donc correspondre à celle d'*éthérisation complète de la protubérance annulaire*, et elle doit être reconnue à l'avance par le chirurgien, qui n'opérera qu'après avoir exploré, autant que possible, l'état de la sensibilité.

XII. Les faits relatés dans les paragraphes précédents dé-montrent que, *du moins chez les animaux*, les effets de l'inha-lation de l'éther sur les centres nerveux peuvent être gradués par l'expérimentateur, de manière que ces organes perdent leurs fonctions dans un ordre progressif déterminé. C'est ainsi que nous avons vu ne plus fonctionner successivement :

1° Le *cerveau*, proprement dit, organe de l'intelligence, avec le *cervelet*, organe de coordination des mouvements locomoteurs (M. Flourens); 2° la *protubérance annulaire* ou mésocéphale, organe central du principe de ces mouvements et du principe du sentiment; avec la *moelle épinière* et le *bulbe rachidien*, d'abord comme simples agents de transmission de ces deux principes ; 3° puis, cette même *moelle* et ce même *bulbe* comme centres d'où dérive une force toute spéciale récemment désignée sous le nom *de force ou de pouvoir réflexe* ; 4° enfin le *bulbe* encore, comme organe procréateur et coordinateur du principe des mouvements respiratoires, quand l'inhalation éthérée a été prolongée jusqu'à la mort (1).

Nous nous applaudissons d'avoir vu cette gradation dans les phénomènes confirmée, à quelques nuances près, par M. Flourens (2), que sa méthode expérimentale et ses anciens travaux conduisaient si naturellement d'ailleurs à la découverte de semblables faits (3).

---

(1) Dans *Bulletin de l'Acad. royale de médec.* (séance du 9 février), et le journal *l'Union médicale* du 13 février.

(2) Communication faite à l'Académie des Sciences, dans sa séance du 22 février.

(3) En parlant de l'action successive de l'éther sur les centres nerveux, M. Flourens (*loc. cit.*) dit qu'elle va d'abord aux lobes cérébraux et au cervelet, puis à la moelle épinière, et enfin à la *moelle allongée;* et moi,

Mais qu'on n'aille pas croire que cette analyse assez simple des phénomènes de l'éthérisation, chez les animaux, s'applique d'une manière rigoureuse à l'homme lui-même ; que l'action de l'éther sur ses centres nerveux soit successive et progressive d'après un ordre nécessaire et constant ; qu'ainsi les phénomènes de la pensée, des sens externes, et la coordination des

---

j'indique, comme organes successivement influencés par cette même action : 1° les lobes cérébraux et le cervelet, 2° la *protubérance annulaire* ou mésocéphale, 3° la moelle épinière *comme centre du pouvoir réflexe*, 4° le *bulbe rachidien.*

Je dois la courte explication d'une différence qui n'est pas seulement dans les termes, mais dans les faits et leur interprétation. Pour M. Flourens, de même que les lobes cérébraux sont le *siége* de l'intelligence, le cervelet le *siége* du principe coordinateur des mouvements de locomotion, et la moelle allongée le *siége* du principe premier moteur du mécanisme respiratoire, *de même aussi la moelle épinière est le* siége *du principe du sentiment et du mouvement :* au contraire, à mes yeux, la moelle épinière proprement dite (abstraction faite du *pouvoir réflexe* dont il ne saurait être ici question) n'est, comme tout cordon nerveux, qu'un *simple agent de transmission* du principe du sentiment et du principe incitateur du mouvement dont le vrai *siége* est dans la *protubérance annulaire*, l'un des centres perceptifs des impressions tactiles, et organe procréateur du principe des mouvements de locomotion (*), comme le bulbe rachidien est l'organe procréateur du principe des mouvements de conservation. En d'autres termes, la moelle sans la protu-

(*) Les motifs de cette opinion sont exposés dans les paragraphes IX et XIII, ainsi que dans notre *Traité d'anatomie et de physiologie du système nerveux,* t. I, Paris, 1842.

mouvements de translation doivent se suspendre toujours, avant
la sensibilité et la myotilité volontaire (1). Les faits recueillis
jusqu'à ce jour commencent à être en assez grand nombre pour
qu'il soit permis de croire qu'en les interprétant dans leur ensemble on pourrait déjà indiquer les divers modes d'action de
l'éther sur l'homme ; mais qu'il nous suffise, pour légitimer ce
qui précède, du court tableau que nous allons faire passer rapi-
dement sous les yeux du lecteur :

Chez l'un, la conscience du *soi*, les sens externes, le tou-
cher même, persistent, la sensibilité générale seule a disparu ;
chez l'autre, qui vient aussi d'être frappé d'insensibilité absolue,
une sorte de vague seulement enchaîne les idées, toutes les

---

bérance, la moelle sans le bulbe, n'est plus qu'un cordon auquel reste
une excitabilité passagère et que l'inertie va bientôt atteindre ; n'est
plus, pour ainsi dire, que le rameau séparé du tronc qui lui apportait
la sève et la vie. Or, l'action de l'éther (du moins il est permis de le supposer d'après des effets aussi promptement généralisés dans l'organisme)
s'exerce sur les foyers centraux de l'innervation, avant de s'exercer localement sur les conducteurs eux-mêmes ; et voilà l'un des motifs qui m'ont
fait rapporter l'abolition du principe du sentiment et du principe des
mouvements de locomotion, à la suspension fonctionnelle de la *protubérance*, foyer central de ces principes, et non à celle de la moelle épinière, qui, avec l'ensemble des nerfs, n'en est que le conducteur.

(1) Nous avions d'abord cru qu'il en était ainsi ; car, dans nos premières observations, nous n'avions encore rencontré *la suspension absolue de la faculté de sentir* que chez les personnes qui avaient perdu,
comme dans le sommeil, la conscience d'elles-mêmes. Des faits plus
nombreux n'ont pas tardé à changer notre manière de voir à cet égard.

questions adressées sont comprises , quoique leurs réponses immédiates soient impossibles. Celui-ci , chose étrange , ayant perdu la sensibilité tactile, conserve si bien ses facultés intellectuelles, qu'il peut indiquer lui-même les expériences à tenter sur sa personne , et s'enfoncer des épingles dans les chairs , sans souffrir (*cit. de M. Velpeau*) ; celui-là ne pousse pas un cri, n'endure aucune souffrance , durant une cruelle opération , entend ce qu'on lui dit , répond même avec justesse, et reste disposé à exécuter les mouvements qu'on lui prescrit. Un malade conserve encore assez la conscience de son état pour encourager du geste le chirurgien, pendant une opération d'ordinaire fort douloureuse et qu'il ne sent pas (*cit. de M. Malgaigne*) ; un autre entend le déchirement de ses tissus, produit par l'instrument , dans la région parotidienne, et reste insensible à la perception de la douleur (*cit. de M. Velpeau*).

Les organes cérébraux de l'intelligence sont même loin d'être *stupéfiés* dans les cas suivants : tel individu , endormi et rendu insensible par l'éther, a des idées diamétralement opposées à celles que le scalpel du chirurgien devrait lui faire naître; il a des songes joyeux, des visions agréables, parfois analogues à celles de l'extase : tel autre, au contraire, est en proie à des pensées, à des rêves pénibles (d'ailleurs étrangers à l'opération qu'il subit actuellement sans douleur) , d'où une agitation extraordinaire qui peut dégénérer en délire furieux.

Dans les affections convulsives qu'éprouvent trop fréquemment les femmes soumises à l'inhalation de l'éther, il n'est pas

très rare non plus de voir survenir l'insensibilité tactile sans la
perte de connaissance (1).

Ainsi, la persistance, à un certain degré, des facultés céré-
brales, l'intégrité ou un léger trouble des sens externes, alors
même que la sensibilité générale est complétement abolie, sont
des faits irrécusables qui empêchent, par conséquent, d'assi-
miler la marche des phénomènes de l'éthérisation chez l'homme
à la marche graduelle et constante que ces phénomènes paraissent suivre chez les animaux.

J'ajouterai que si, comme on vient de le voir, les deux périodes successives observées chez eux se renversent parfois chez
l'homme, il peut arriver aussi, abstraction faite d'ailleurs de
l'ordre de leur apparition, qu'elles ne se manifestent pas de
manière à se confondre graduellement : ainsi, on rencontre des
individus qui, au bout d'une ou de deux minutes, perdent
complétement l'intelligence et la sensibilité, sans qu'il soit
possible à l'observateur de dire laquelle de ces deux facultés
s'est suspendue la première.

Nous ne saurions donc prétendre que l'homme doive nécessairement subir la période que nous appelons *période d'éthé-*

---

(1) Il existe de nombreux exemples de femmes chez lesquelles l'éther
a suscité des rêves et même de véritables sensations érotiques, malgré
l'abolition de la sensibilité générale : le mode de sensibilité particulier
au coït semble donc aussi pouvoir se conserver, sans doute exceptionnellement comme les sens spéciaux eux-mêmes.

risation des lobes cérébraux ou de suspension de la conscience, avant celle d'*éthérisation de la protubérance* ou d'insensibilité absolue ; puisque, chez lui, la seconde peut avoir exceptionnellement le pas sur la première , et que parfois aussi l'éthérisation de ces deux centres nerveux est tellement rapide qu'elle paraît simultanée.

XIII. J'ai dit , plus haut, que pendant les opérations certains malades poussaient des cris violents, retiraient brusquement leurs membres , et présentaient tous les signes ordinaires de la douleur; puis , que, revenus à eux-mêmes, ils affirmaient ne pas savoir ce qu'on leur avait fait , ne rien se rappeler, et n'avoir éprouvé aucune impression douloureuse.

On a vu encore (§ IX) comment, à mon gré, j'ai obtenu que tantôt un animal, étranger au monde extérieur et plongé dans un sommeil profond , pût néanmoins crier, s'agiter, offrir aussi tous les signes habituels de la souffrance sans *s'éveiller*, sans sortir de son état de stupeur (*période d'éthérisation des lobes cérébraux*) ; que tantôt, au contraire , ce même animal, pourtant susceptible de recouvrer toutes ses facultés, restât calme et ne fît plus entendre la moindre plainte, malgré la dilacération de quelqu'une des parties les plus sensibles de son corps (*période d'éthérisation de la protubérance*).

Or, on s'est demandé si, dans la première de nos deux périodes, l'homme ou l'animal avait réellement souffert. Notre conviction est qu'il y a eu sensation de douleur, et que son souvenir seul a fait défaut.

Assurément, il n'y a souvenir que s'il y a eu perception ; mais il n'y a pas nécessairement souvenir toutes les fois qu'une perception a existé. Voyez cet homme livré au sommeil, qui s'agite en dormant, qui sait prendre dans cet état une position plus commode, qui se tourne et se retourne sur sa couche étroite sans se laisser glisser à terre, et dont l'agitation augmente encore si l'on vient à stimuler ses téguments, on est bien éloigné de croire qu'il soit absolument privé de sensations ; et de ce que la perception n'en a pas été tout à fait distincte, de ce qu'il n'en a pas conservé la mémoire, ce n'est pas une preuve qu'il ne les ait pas eues. Dans l'état de demi-sommeil, que d'idées aussi traversent notre cerveau, et qui, l'instant d'après, nous échappent !

Certes, en prenant le mot *sensation* (1) dans son acception rigoureusement métaphysique, et ne l'appliquant qu'à tous les cas d'exercice de la sensibilité *avec conscience*, on admettra que la protubérance, siége de la sensibilité, et les lobes cérébraux, siége de l'intelligence, doivent nécessairement mettre, pour ainsi dire, en commun leur activité et concourir au même acte, que je supposerai être ici une sensation proprement dite de plaisir ou de douleur.

Mais, à la rigueur, ne peut-on pas permettre aux physiologistes de distinguer la *perception* simple, en quelque sorte

____

(1) La *sensation* est la réunion en un seul fait de trois faits élémentaires : l'*impression*, la *transmission*, la *perception*.

brute des impressions tactiles , de l'attention qui leur est accordée , de l'aptitude à former des idées en rapport avec elles ? L'attention, la formation ultérieure des idées sont subordonnées à la participation des lobes cérébraux , dont la perte ou même l'éthérisation peut entraîner la stupeur, sans abolir l'exercice de la sensibilité générale , qui est subordonné immédiatement à la protubérance. En admettant même que celle-ci puisse fonctionner *isolément* comme *centre de perceptivité* (1), ce que je démontrerai tout à l'heure, je n'en considère pas moins le cerveau proprement dit (lobes cérébraux) comme l'organe d'élaboration essentielle, où les sensations tactiles en particulier sont , pour ainsi dire , appréciées à leur juste valeur, où elles prennent une forme distincte en y laissant des traces et des souvenirs durables ; comme l'organe, qui est par conséquent le siége de la mémoire, faculté au moyen de laquelle il fournit à l'animal les matériaux de ses jugements et de ses déterminations.

Ainsi, l'homme ou l'animal qui n'a subi que l'*éthérisation des lobes cérébraux* (première période) peut souffrir, mais sa douleur doit subir des modifications profondes dans ce que j'appellerai l'élaboration intellectuelle de cette sensation. Quant à son intensité, on n'a d'autres moyens de mesure que les

---

(1) M. Bouillaud (*Journal de physiol. expérim.*, t. X , p. 42, 1830) ne considère pas le cerveau proprement dit comme l'organe unique des *perceptions*. M. Gerdy partage la même opinion , et regarde la protubérance annulaire comme un centre de perceptivité *et même de volonté* (*Bull. de l'Acad. de méd.*, t. V, p. 247, 248, 1840).

signes ordinaires de la souffrance. Or, je le déclare, il faut n'avoir jamais entendu les cris horriblement lamentables, n'avoir jamais vu l'anxiété extrême de certains malheureux opérés, qui pourtant affirment à leur réveil n'avoir aucun souvenir, pour oser avancer que là il n'y a pas douleur. A cette douleur il ne manque que d'être raisonnée, d'être intellectisée, pour ainsi dire, et voilà tout : aussi est-il manifeste que les mouvements, *parfois* énergiques de ces malades, ne s'accomplissent dans aucun but voulu et déterminé.

Que si donc, parce qu'il n'y a pas conscience, vous, psychologue, refusez de reconnaître là le cri du *moi* souffrant ; devant ce corps en torture, moi, physiologiste, je l'appellerai le cri de l'économie tout entière.

Mais qu'on veuille bien encore me permettre le bref exposé des expériences comparatives suivantes : je mets à découvert le nerf sciatique sur trois animaux (*chiens* ou *lapins*), après avoir dérobé avec soin le reste de leur corps aux yeux des observateurs. Les trois nerfs sont successivement et itérativement pincés ou tiraillés, et à chaque fois grande agitation, cris également plaintifs de la part de chacun des animaux. L'opinion unanime est que, dans ces trois cas, il y a eu incontestablement douleur. Or, de ces animaux, le premier était éthérisé au premier degré (*éthérisation des lobes cérébraux*) ; le second ne conservait de son encéphale que la protubérance annulaire et le bulbe ; le troisième, enfin, sauf sa blessure à la cuisse, était parfaitement intact : alors, chez le second, je retranche la protubérance annulaire, et, quoiqu'il continue à vivre et à respirer, il reste calme, ne jette pas le moindre cri sous le scalpel ou la pince qui divise ou étreint ses parties les plus sensibles ; chez le premier, je pousse l'inhalation éthérée un peu plus loin, jusqu'à l'*éthérisation de la protubérance annulaire*, et la même insensibilité absolue survient chez cet animal, en qui, d'ailleurs, le retour de toutes les facultés va être si prompt. La protubérance est donc bien indispensable à l'exercice de la sensibilité générale ; elle représente le premier centre perceptif des impressions tactiles qui, du reste, s'élaborent dans un autre organe encéphalique, et ce n'est qu'à la condition d'agir sur elle que l'éther constitue un moyen préventif de la douleur.

La question précédemment agitée, celle de savoir si les individus qui (ayant subi seulement l'éthérisation des lobes cérébraux) s'agitent et profèrent des plaintes vives durant les opérations, souffrent ou non, est une question dont la solution nous a paru intéressante et grave même au point de vue pratique.

Qu'on ne vienne pas dire que si les patients perdent le souvenir de la douleur, cela revient au même que s'ils ne l'avaient point endurée : cette assertion n'est pas soutenable ; car si l'on admet que, dans les cas précédents, les opérés aient souffert en réalité, ce que nous croyons fermement, l'ébranlement communiqué à l'organisme a dû être à peu près le même que si l'opération eût été faite dans les conditions habituelles.

XIII. La déséthérisation de la protubérance peut commencer à s'effectuer, même pendant que dure encore *la période d'éthérisation des lobes cérébraux ;* ce qui explique les cris poussés vers la fin d'une opération commencée dans le plus grand calme, cris dont le malade ne conservera d'ailleurs aucun souvenir à son réveil. Mais il importe de se rappeler que, chez l'homme, comme nous l'avons déjà dit plus haut, cette période ne se manifeste pas toujours la première comme chez les animaux.

XIV. L'ammoniaque liquide ou à l'état de vapeur m'a paru, dans un certain nombre de cas, diminuer la durée des phénomènes dus à l'éthérisation, mais seulement quand ceux-ci n'avaient pas encore atteint notre deuxième période.

XV. Un phénomène qui m'a beaucoup frappé, c'est l'exaltation singulière de la sensibilité qui s'est manifestée, chez mes animaux éthérisés, peu de temps après que leur faculté de sentir avait reparu et que la protubérance elle-même était redevenue organe sensible. Leurs cris étaient beaucoup plus prolongés et plus plaintifs que ceux d'autres animaux de même espèce que je soumettais comparativement au même genre de douleur (1).

J'ajouterai qu'au réveil certains sujets de l'espèce humaine offrent, comme phénomènes de retour, plusieurs de ceux qu'ils ont présentés au début de l'expérience, tels que l'agitation, la gaieté, la loquacité, etc., tandis que d'autres reviennent à eux presque instantanément.

______

(1) M. Blandin m'a dit avoir observé, chez plusieurs de ses opérés, à leur réveil, cette même exagération passagère de la sensibilité.

XVI. Les conditions physiologiques du nerf grand sympathique sont également modifiées chez les animaux éthérisés : les mouvements vermiculaires des intestins m'ont semblé être moins vifs aussitôt *après la mort*, et moins durables que ceux des animaux tués par la section du bulbe rachidien. Les battements du cœur m'ont paru aussi être moins énergiques et durer moins longtemps que d'ordinaire. Mais, faut-il en conclure que, *durant la vie*, ces mouvements organiques sont amoindris? Pareille induction serait démentie par l'observation qui tend à démontrer que leur disparition plus prompte, après la mort, peut bien dépendre de leur surexcitation momentanée pendant la vie des animaux. En effet, sous le rapport de la fréquence, on voit que le pouls s'élève pendant les premiers instants de l'expérience, puis qu'il s'abaisse, bien que son chiffre reste encore supérieur à ce qu'il est à l'état normal : prolonge-t-on l'expérience jusqu'au point de compromettre la vie, les contractions cardiaques se précipitent de nouveau et deviennent plus nombreuses. Quant à l'intestin, il n'est pas rare, surtout chez les chiens endormis par l'éther, de voir survenir de légères évacuations alvines qu'ici on ne saurait bien évidemment rapporter à la frayeur, et qui dépendent sans doute des contractions exagérées du canal intestinal. Chez l'homme, on a aussi observé quelquefois, au moment du réveil, des vomissements même assez abondants.

Comme les viscères précédents, l'*utérus* offre des contractions involontaires : il importe donc, sous plusieurs rapports, de connaître l'influence de l'éther sur cet organe. Je rappellerai d'abord que je n'ai jamais trouvé que des filets nerveux du grand

sympathique se rendant à l'utérus , et je ferai d'ailleurs observer que cette répartition nerveuse, qui explique les mouvements
involontaires de l'organe, n'empêche pas plus d'expliquer les
coliques menstruelles, les douleurs utérines de l'accouchement, etc., que la distribution exclusive de ce nerf à la plus
grande longueur de l'intestin n'empêche de se rendre compte
des douleurs intestinales ; car, dans un grand nombre de cas,
les impressions faites au grand sympathique ou aux organes qu'il
anime peuvent être transmises à la conscience.

C'est surtout à M. P. Dubois, dont la communication récente
a si vivement intéressé l'Académie, que la science est redevable
de la solution de cet intéressant problème, de l'action de l'é-
ther sur les contractions utérines. Parmi les faits remarquables
que cet honorable professeur a signalés , je rappellerai la persistance de ces contractions et surtout de celles des muscles
abdominaux, alors même que tous les autres muscles volontaires
sont tombés dans le relâchement.

Expliquer comment les muscles des parois abdominales conservent toute leur énergie d'action, pendant que le reste du
système musculaire de la vie de relation est atteint d'une inertie momentanée ; tel est le problème physiologique que nous
allons essayer de résoudre , et sur lequel notre honorable confrère avait déjà bien voulu nous consulter.

Au milieu de l'affaissement général , du collapsus profond
dans lequel est plongé l'organisme, du danger prochain qui
le menace , une sentinelle attentive veille encore, et protégo

l'animal, ou l'homme que l'éther vient de priver de ses plus nobles attributs. Cet agent vigilant et protecteur, c'est l'organe premier moteur du mécanisme respiratoire, c'est le bulbe rachidien (1). De lui seul dépend l'entretien des mouvements respirateurs, la dilatation des narines ou de la bouche, l'ouverture de la glotte, l'élévation des côtes et des épaules, la contraction du diaphragme et des *muscles abdominaux*, mais seulement comme muscles concourant à la respiration. Or, l'*effort*, en général, et celui qui accompagne l'accouchement en particulier, n'est qu'une modification, qu'un changement passager de l'acte respiratoire : c'est un état pendant lequel doivent énergiquement se contracter les muscles des côtes et des épaules, le diaphragme, les muscles des parois abdominales ; dans lequel aussi, comme l'ont si bien fait observer MM. Isid. Bourdon et J. Cloquet, la glotte se resserre spasmodiquement ; durant lequel enfin se contractent beaucoup d'autres muscles encore, en vertu de cette synergie d'action sur laquelle Barthez a tant et si bien écrit. Puisque, dans l'éthérisation, en l'absence de la volonté, la respiration persiste dans toute son intégrité, et que le bulbe continue d'inciter tous les muscles qui concourent à son accomplissement ; l'effort résultant de la contraction de ces mêmes muscles (compris les muscles abdominaux), doit aussi, par conséquent, pouvoir se produire encore. Car, si le plus souvent les contractions musculaires d'où résulte l'effort se produisent sous 'empire de la volonté, il est des cas où elles semblent entière-

---

(1) **Voir** plus haut, p. 9, la partie du bulbe qui seule, d'après nos expériences, suffit à l'entretien de la respiration.

ment s'y soustraire ; et c'est précisément ce qu'on observe à une certaine période du travail de l'accouchement, dans certaines opérations de taille ou de lithotritie, où l'on voit les contractions de l'utérus ou de la vessie entraîner irrésistiblement dans leur action celles des muscles des parois abdominales, du diaphragme, etc.

Quant au plancher périnéal, s'il ne se contracte plus chez les femmes éthérisées qui accouchent, comme l'a encore observé M. le professeur P. Dubois, si, au contraire, sa résistance naturelle est vaincue, et s'il participe au relâchement général des autres muscles de la vie de relation, c'est qu'il ne fait pas partie de l'appareil musculaire respiratoire, comme les muscles abdominaux ; c'est que, dans l'effort (et je n'entends parler que de celui qui est involontaire), il ne fait que se déprimer sous le poids des viscères abdominaux, en ne lui opposant, surtout à l'aide de ses plans aponévrotiques, qu'une force d'inertie. J'admets, au contraire, que, dans l'effort qui se produit sous l'empire de la volonté, les muscles du périnée se contractent, mais seulement comme beaucoup d'autres que n'*influence pas directement le centre nerveux respiratoire*, et seulement aussi en vertu de cette synergie à laquelle j'ai déjà fait allusion.

Si l'éthérisation a paru activer la fin de l'accouchement, et rendre celui-ci plus facile, cela dépend-il seulement de l'extrême laxité des muscles périnéaux ? Nous supposons que l'utérus lui-même n'a pas été étranger à cette terminaison prompte du travail, en ce sens que ses contractions seraient devenues ou plus rapprochées ou même plus actives.

S'il en est ainsi, d'après ce que nous avons dit déjà de l'état du cœur et du canal intestinal, il résulte que, sous l'action de l'éther, les organes de la vie végétative, influencés par le *système nerveux ganglionnaire*, reçoivent, en quelque sorte, un surcroît d'existence, une véritable surexcitation ; alors que les organes de la vie de relation, qui dépendent du *système nerveux cérébro-spinal*, tombent dans un collapsus profond : d'où mon hypothèse que, dans l'éthérisation, l'influx nerveux, qui momentanément abandonne le système cérébro-spinal, se réfugie peut-être dans le système ganglionnaire devenu une sorte de *diverticulum* de la force nerveuse.

XVII. Il résulte d'expériences faites de concert avec M. Blandin, que du moment où l'insensibilité absolue est constatée, si l'on continue les inspirations de vapeurs éthérées *dans les mêmes conditions*, les animaux (*lapins*) meurent dans l'espace de six à douze minutes (*tempér.* 6 à 8° *cent.*). Je laisse à mon honorable confrère le soin de développer, devant l'Académie, toutes les inductions pratiques qui résultent de ce fait important.

XVIII. Mais une autre question restait à résoudre : il s'agissait de savoir combien de temps on pourrait prolonger, sans inconvénient pour la vie, la période d'insensibilité absolue (*ou d'éthérisation de la protubérance*) chez un animal auquel on

ferait respirer un mélange d'air et de vapeur d'éther dans des
proportions telles que, sans avoir été suffisant pour provoquer
d'abord l'insensibilité, il pût néanmoins l'entretenir une fois
qu'elle se serait déclarée. Or, à force de tâtonnements on par-
vient à obtenir de semblables conditions, et c'est ainsi que j'ai
pu maintenir dans une complète insensibilité, pendant trois
quarts d'heure et plus, des animaux (*lapins*) qui, au bout d'une
demi-heure environ, avaient recouvré intégralement l'usage de
leurs facultés : j'ajouterai que, pour acquérir la certitude de la
persistance de l'insensibilité pendant toute la durée de l'expérience, j'avais pris le soin de couper, toutes les deux ou trois
minutes, une mince rondelle du nerf sciatique préalablement
découvert (1). Il y a donc peut-être lieu de croire que, chez
l'homme, pour certaines opérations qui se composent d'un
grand nombre de manœuvres délicates qu'on ne peut faire suc-
céder les unes aux autres qu'avec lenteur, on pourrait, à l'aide
de précautions convenables, prolonger aussi la période d'insensibilité absolue au-delà de son terme ordinaire, sans exposer le
patient à aucune chance fâcheuse.

XIX. Assurément il était bien permis de supposer que l'éther,

----

(1) M. Baillarger m'a dit avoir vu le sommeil persister, impunément,
pendant plus d'une heure, chez un chien éthérisé. Mais cet animal
était-il réellement demeuré insensible durant ce laps de temps? c'est ce
que M. Baillarger n'ose affirmer, s'étant borné à le soumettre à de simples pincements extérieurs.

inhalé dans les poumons ou ingéré dans l'estomac, donnerait lieu, un peu plus tôt ou un peu plus tard, aux mêmes effets physiologiques. On a même émis l'opinion que si l'éther peut agir comme stupéfiant, et s'il peut être un moyen de suspendre momentanément la sensibilité générale, mieux vaudrait l'administrer par l'estomac (1), d'où il parviendrait dans le système circulatoire, pour agir ensuite sur le système nerveux : mais on va voir combien les résultats de nos expériences sont opposés à pareilles suppositions. En effet, chez aucun des animaux (*lapins*) dans l'estomac desquels nous avions injecté de l'éther par l'œsophage, nous n'avons vu survenir, M. Blandin et moi, la perte absolue de la sensibilité générale ; et pourtant la dose d'éther, dans plusieurs de ces cas, avait été assez forte pour entraîner la mort en moins d'une demi-heure. Aussitôt après l'ingestion de ce liquide, le ventre s'est tympanisé d'une manière très notable ; cet état a persisté trois ou quatre minutes, temps au bout duquel les animaux ne pouvant déjà plus se soutenir sur leurs membres, se sont laissé tomber, puis se sont endormis profondément. Après dix à quinze minutes, la respiration est devenue stertoreuse, le coma de plus en plus prononcé, jusqu'à la mort. Mais, je le répète, jusqu'aux derniers moments de la vie, les animaux sont restés sensibles et ont pu témoigner par des cris, en rapport avec la diminution de leurs forces, la douleur qu'on leur faisait endurer.

---

(1) *Comptes-rendus des séances de l'Académie*, 1er février 1847, p. 142-146. (Réponses de MM. Roux et Velpeau à cette opinion.)

A l'autopsie, l'estomac et les intestins ont offert tous les signes de la plus violente irritation ; ils étaient excessivement rouges et injectés, et tandis que les poumons et l'encéphale étaient comme exsangues, le foie était, au contraire, le siége d'une évidente congestion.

Ainsi donc, à n'en pas douter, l'éthérisation des lobes cérébraux et celle *du bulbe rachidien* (ce qui explique la suspension de ses fonctions et conséquemment la mort) ont eu lieu chez les animaux précédents : mais, chose singulière et inexplicable pour nous, la protubérance annulaire, dans pareil cas, s'est soustraite à une influence qu'elle subit d'ordinaire si facilement (1).

Les faits qui précèdent démontrent, par conséquent, que si l'on voulait songer à prendre pour voie d'introduction de l'éther dans l'économie, une autre que les voies respiratoires, ce ne serait point assurément l'estomac qu'il faudrait choisir.

---

(1) Malgré l'exemple si souvent rappelé du chimiste Bucquet, qui, pour calmer les douleurs d'entrailles que lui causait un squirrhe du colon, était arrivé, dit-on, à prendre une *pinte* d'éther sulfurique par jour ; malgré un exemple presque analogue rapporté par Christison, dans son ouvrage sur les poisons, exemples qu'on ne peut admettre sans défiance, il est constant que l'éther ingéré brusquement et en certaine quantité dans l'estomac des animaux (16 grammes pour un chien de moyenne taille, 6 à 8 grammes pour un lapin) est un véritable poison. C'est un point sur lequel les expériences déjà anciennes de M. ORFILA (*Toxicologie générale*, t. II, p. 531) ne sauraient laisser aucun doute.

XX. Si, dans la trachée ouverte d'un lapin, on fait tomber dix à douze gouttes environ d'éther sulfurique rectifié, l'animal meurt presque subitement, et l'on trouve, après la mort, son cerveau décoloré, ses poumons exsangues, blanchâtres, tellement friables qu'ils paraissent comme brûlés ; son foie est , au contraire, extrêmement gorgé de sang noir. La même quantité d'eau fait naître seulement une gêne momentanée de la respiration, gêne qui d'ailleurs disparaît bientôt par l'absorption de ce liquide. Conséquemment, il semble permis de croire que la volatilisation extrêmement rapide de l'éther a occasionné la mort directe du poumon , à la suite de l'expulsion du sang hors de son tissu.

XXI. La mort des animaux trop longtemps soumis à l'inhalation des vapeurs éthérées, est-elle due à l'asphyxie? Ce qui semblerait donner quelque fondement à cette manière de voir, c'est qu'à un certain moment des expériences, le sang coule presque noir dans les vaisseaux artériels, comme l'a vu M. Amussat, et comme nous l'avons constaté nous-même depuis.

D'après des expériences qui me sont communes avec M. Blandin, la perte complète de la sensibilité survient avant que le sang artériel ait changé de couleur. Ainsi, c'est, en général, vers la huitième minute que nos animaux (*lapins*) sont devenus tout à fait insensibles, et aussitôt l'artère et la veine crurales ont été mises à découvert : ces deux vaisseaux ont conservé leur couleur respective jusqu'à la quinzième minute environ, époque à laquelle s'est manifestée graduellement une coloration de plus en plus foncée de l'artère que bientôt il a été impossible de distinguer de la veine jusqu'au moment de la mort ; celle-ci a eu lieu de la vingtième à la vingt-cinquième minute (1).

Dans les opérations pratiquées sur l'homme, les chirurgiens n'ont point eu jusqu'à présent, il est vrai, l'occasion de constater une différence dans la coloration normale du sang artériel ; mais il n'y a rien là qui contredise nos résultats expérimentaux : je vais plus loin, cette différence ne pouvait point avoir lieu dans les conditions où l'on place ordinairement les opérés. En effet, d'une part, elle ne se manifeste qu'au bout d'un temps assez long, à partir du moment où l'insensibilité absolue est constatée ; d'autre part, elle n'apparaît, même au bout de ce temps, *qu'à la condition expresse que l'inhalation continue comme d'abord* : (chez les lapins, cinq à six secondes de *non inhalation*, dix à douze secondes d'inhalation incomplète, suffisent pour restituer à l'artère sa coloration presque normale). Or, il y a au moins une de ces deux conditions essentielles qui manque chez l'homme, puisqu'on a la coutume sage et d'ailleurs nécessaire de suspendre, pour lui, complétement ou *incomplétement* l'inhalation éthérée, aussitôt qu'il est devenu insensible. Dès lors, comment vouloir ici trouver chez l'homme ce qu'on observe chez les animaux ? C'est chercher un phénomène là où

______

(1) L'appareil mis en usage dans nos expériences sera indiqué plus bas avec la température dont les variations influent beaucoup sur la lenteur ou la promptitude de la mort.

il ne saurait exister, c'est véritablement chercher un effet sans cause.

Mais, si la couleur du sang artériel se fonce réellement chez les animaux qu'on se propose de faire succomber par l'éther, constate-t-on, de leur vivant, l'un des principaux signes extérieurs de l'asphyxie, c'est-à-dire la teinte violacée des muqueuses, labiales, buccales, etc.? et, lors des autopsies, rencontre-t-on les lésions anatomiques particulières à ce genre de mort? Nous répondrons que, pendant la vie des animaux, nous n'avons point observé la teinte violette, bleuâtre des muqueuses indiquées; qu'après leur mort, le poumon, l'encéphale, la rate, les reins, et tout le système capillaire général étaient loin de regorger d'un sang noir et fluide, abondant comme celui que nous trouvions dans tous ces organes, chez des animaux que nous observions comparativement après les avoir asphyxiés, soit en liant la trachée artère, soit en leur faisant respirer du gaz acide carbonique. Le foie seul nous a paru *constamment* être le siége d'une congestion sanguine très marquée. Mais, bien assurément, ni les poumons, ni l'encéphale n'offraient un engorgement sanguin assez considérable pour expliquer la mort, dont la cause nous semble avoir surtout son point de départ dans le centre nerveux respiratoire lui-même (*bulbe*), enfin annihilé par l'action stupéfiante de l'éther.

Il resterait à expliquer l'altération qui s'est manifestée dans la couleur du sang artériel, à un moment déterminé de nos expériences. Pareille modification est-elle due à la diminution de la proportion d'oxygène dans *l'air éthéré* que nous avons fait respirer à nos animaux ? Il serait peut-être permis de le supposer, puisqu'à la température à laquelle nous avons expérimenté (6 *à* 8° *centigr.*), cet air ne devait guère contenir que 14 p. 100 d'oxygène : mais, la présence de la vapeur d'éther dans le gaz respiré, pourrait-elle ne pas se borner à diminuer la proportion d'oxygène, et l'introduction de l'éther dans le torrent circulatoire serait-elle capable de modifier profondément les phénomènes chimiques de la respiration, qui ont lieu en dehors du poumon ? C'est là une question qu'il est permis de poser et dont aucune recherche n'a fourni, jusqu'à présent, une solution satisfaisante.

Ce mémoire peut être résumé dans les propositions suivantes :

1° Chez les animaux éthérisés, il y a suspension absolue et momentanée de la sensibilité aussi bien dans toutes les parties ordinairement sensibles de l'axe cérébro-spinal (*portions postérieures de la protubérance, du bulbe, de la moelle épinière*, etc.) que dans les cordons nerveux eux-mêmes (*nerfs des membres, racines spinales postérieures, nerf trijumeau*, etc.).

2° La relation qui existe normalement entre le sens du courant électrique et les contractions musculaires dues à ce courant, relation que Matteucci et moi avons fait connaître, persiste dans l'appareil nerveux moteur (*nerfs des membres, racines spinales antérieures, cordons antérieurs de la moelle*, etc.).

3° Toutefois, à l'aide du galvanisme, on constate après la mort que l'irritabilité des muscles et l'excitabilité des nerfs de mouvement durent moins chez les animaux tués par l'éther que chez ceux qui ont succombé à une autre cause de mort, à la section du bulbe, par exemple.

4° Tout nerf mixte (*sciatique*, etc.), découvert dans une partie de son trajet, soumis à l'action de l'éther, et devenu insensible dans le point directement éthérisé et dans tous ceux qui sont au-dessous, peut néanmoins demeurer *excitable* au galvanisme dans ces mêmes points; à certaines conditions, il peut même conserver en partie sa faculté motrice volontaire.

5° Le nerf optique, dont l'irritation électrique ou mécanique provoque encore, même chez l'animal qui est près de mourir, une sensation lumineuse traduite par le mouvement des pupilles, n'offre plus la moindre trace de cette réaction chez l'animal rendu insensible par l'éther.

6° L'action de l'éther sur l'appareil nerveux sensitif est bien autrement directe et stupéfiante que celle de l'alcool, qui rend seulement la sensibilité plus obtuse sans jamais la suspendre entièrement, du moins dans les centres nerveux.

7° L'éther abolit, d'une manière momentanée, mais complète, la propriété excito-motrice ou *réflexe* de la moelle épinière et de la moelle allongée (*action spinale propre*), et conséquemment agit en sens inverse de la strychnine et même des préparations opiacées qui l'exaltent.

8° On peut parvenir, chez les animaux mis en expérience, à amoindrir ou même à neutraliser les effets de l'éther sur la propriété excito-motrice de la moelle, par la strychnine, et ceux de la strychnine et des opiacés, par l'éther.

9° Constamment les fonctions des centres encéphaliques se suspendent avant l'action spinale propre, et se rétablissent avant elle.

10° L'éther fournit un nouveau moyen d'analyse expérimentale, qui, employé avec discernement, permet d'isoler, chez l'animal vivant, le siége de la sensibilité générale du siége de l'intelligence et de la volonté.

11° Chez les animaux, on peut graduer l'action de l'éther sur les centres nerveux, et faire naître à volonté les deux périodes que j'ai appelées *période d'éthérisation des lobes cérébraux, et période d'éthérisation de la protubérance annulaire.*

12° Ces deux périodes sont faciles à reproduire, à l'aide de mutilations sur l'encéphale d'animaux vivants : chez l'animal qui n'a plus que sa protubérance et son bulbe, mêmes phénomènes qu'après l'éthérisation des lobes cérébraux, et chez celui dont la protubérance elle-même vient à être lésée directement, même trouble qu'après l'éthérisation de la protubérance.

13° L'éther ne constitue un moyen préventif de la douleur qu'à la condition d'agir sur la protubérance annulaire.

14° Dans les animaux qui ont subi l'éthérisation de la protubérance, cet organe recouvre toujours son rôle de centre perceptif des impressions tactiles, avant de redevenir lui-même organe sensible.

15° La marche des phénomènes de l'éthérisation, chez l'homme, est loin d'être rigoureusement la même que chez les animaux.

16° La deséthérisation de la protubérance peut commencer à s'effectuer, même pendant que dure encore la période d'éthérisation des lobes cérébraux ; ce qui explique les cris poussés vers la fin d'une opération commencée dans le plus grand calme , cris dont le malade ne conservera d'ailleurs aucun souvenir à son réveil.

17° La *vraie période chirurgicale* correspond à celle d'*éthérisation de la protubérance annulaire* ou d'insensibilité absolue.

18° Quelque temps après que la faculté de sentir a reparu , chez les animaux éthérisés, il y a exaltation passagère de la sensibilité.

19° L'ammoniaque liquide, ou à l'état de vapeur, m'a paru, dans un certain nombre de cas, diminuer la durée des phénomènes dûs à l'éthérisation ; mais seulement quand ceux-ci n'avaient point encore atteint notre deuxième période.

20° A un moment donné des expériences, le sang coule presque noir dans les vaisseaux artériels, comme l'a vu M. Amussat , et comme nous l'avons constaté nous-même depuis : *mais l'insensibilité se manifeste constamment avant ce phénomène.*

21° Du moment où l'insensibilité absolue est constatée, si l'on continue les inspirations de vapeurs éthérées, *dans les mêmes conditions*, les animaux (*lapins*) meurent dans l'espace de six à douze minutes, par une température de 6 à 8° centigr.

22° Au contraire, à la condition du mélange d'une plus grande quantité d'air avec la vapeur d'éther, la période d'insensibilité absolue peut être entretenue pendant fort longtemps (trois quarts d'heure et plus) sans inconvénients pour la vie des animaux (*lapins*).

23° L'éther, injecté par l'œsophage dans l'estomac (même en assez grande quantité pour entraîner la mort), ne détermine la perte de la sensibilité à aucun moment de la vie des animaux.

24° Dans l'éthérisation, les fonctions du *système nerveux ganglionnaire* paraissent être surexcitées, et ce système semble devenir une sorte de *diverticulum* pour la force nerveuse qui, momentanément, a abandonné le *système cérébro spinal.*

25° La mort des animaux qui ont trop respiré la vapeur d'éther est peut-être due à une sorte d'asphyxie dont le point de départ serait surtout dans le centre nerveux respiratoire lui-même (*Bulbe rachidien*).

Nota. Il importe de dire : 1° que, dans la plupart de nos

expériences, nous avons fait usage des appareils à inhalation perfectionnés de MM. Luër et Charrière ; 2° que nous avons expérimenté à une température de 6 à 8 degrés centigrades (1).

---

(1) Je dois des remercîments à mon ami M. Cusco, prosecteur à la Faculté de médecine, pour le zèle éclairé avec lequel il a bien voulu me seconder dans la plupart des expériences qui font l'objet de ce mémoire.

FIN.

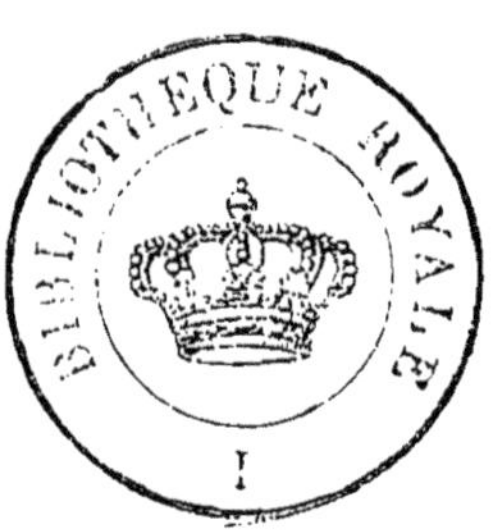